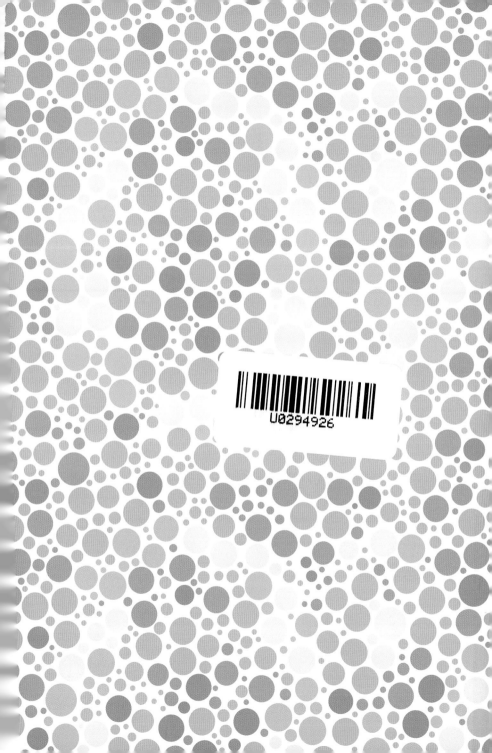

U0294926

近视度数越来越深怎么办？

如何科学使用 OK 镜？

E+E 学院倾情推出

漫画眼睛系列之《青少年近视防控》

让医学也可以很有趣儿

可爱的漫画＋通俗易懂的解释

让你和"小四眼"说 bye-bye

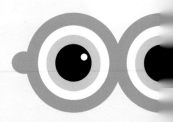

漫画眼睛系列

青少年近视防控

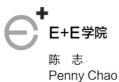

E+E学院

陈　志
Penny Chao　　著
马　轶

人民卫生出版社

图书在版编目（CIP）数据

青少年近视防控 / 陈志，赵珮吟，马轶著. —北京：人民卫生出版社，2018

（漫画眼睛系列）

ISBN 978-7-117-27002-1

Ⅰ. ①青… Ⅱ. ①陈… ②赵… ③马… Ⅲ. ①近视 – 防治 – 青少年读物 Ⅳ. ①R778.1–49

中国版本图书馆 CIP 数据核字（2018）第 149288 号

| 人卫智网 | www.ipmph.com | 医学教育、学术、考试、健康、购书智慧智能综合服务平台 |
| 人卫官网 | www.pmph.com | 人卫官方资讯发布平台 |

青少年近视防控（漫画眼睛系列）

著　　者：陈　志　Penny Chao　马　轶
出版发行：人民卫生出版社（中继线 010-59780011）
地　　址：北京市朝阳区潘家园南里 19 号
邮　　编：100021
E - mail：pmph @ pmph.com
购书热线：010-59787592　010-59787584　010-65264830
印　　刷：廊坊一二〇六印刷厂
经　　销：新华书店
开　　本：889×1194　1/32　印张：5
字　　数：69 千字
版　　次：2018 年 11 月第 1 版　2021 年 11 月第 1 版第 4 次印刷
标准书号：ISBN 978-7-117-27002-1
定　　价：40.00 元

打击盗版举报电话：010-59787491　E-mail：WQ @ pmph.com
（凡属印装质量问题请与本社市场营销中心联系退换）

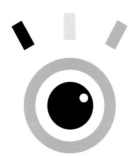

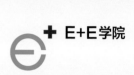

E+E 学院

E+E 学院

眼视光全行业

行业教育 / 大众科普

E+E 学院——眼视光全行业超活跃的行业教育、大众科普平台，由温州医科大学附属眼视光医院和明月镜片共同发起的在线学习分享平台。

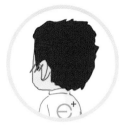

陈 志

复旦大学附属
眼耳鼻喉科医院

赵珮吟
Penny Chao

明月镜片，神秘大美工

马轶

E+E 学院

序
一

一图胜千言！一帧帧幽默可爱的图片故事，如春风扑面而来，近视者不孤独，OK 镜不忐忑，散光君不忧天……陈志博士的视光科普漫画集即将出版，心里满是喜悦与赞佩！

极速变革的现代社会，须臾离不开眼健康与视觉维护。我国近视眼患病率已达 40%，未来全球的近视率也必定攀升，青少年近视防控更是面临巨大挑战，亟须深入的科学研究与扎扎实实的临床探索。与此同时，面向公众的健康传播，更需接地气的创新实践，让真实有效的科普力量前行，使人类的视觉和生活更美好。

我科是国内医学验光理念、角膜接触镜和近视手术的发源地和业界标杆之一。近视门诊量、近视手术量、OK 镜验配等均在国内首屈一指，最早开展包括圆锥角膜在内的特殊接触镜验配技术、近视全飞秒 SMILE 手术、近视眼内镜 EVO 手术（ICL V4C）、近视矫正联合快速交联手术等。而视光科普，如遥远的火星，我们甚少探究。

来了，一颗视光科普的小火星，也是一个有待继续拓展的大空间！陈志博士的创意之笔，使眼视光科普漫画随微信飞入寻常百姓家，并集辑成书。一图一画一视界，活泼风趣，引人入胜，也体现出新一代眼视光医生对健康中国梦的不懈追求。

"互联网＋"年轻一代，让眼视光科普，绽放更美的光；让读者拥有更明亮的眼睛，拥有更美的微笑和生活。

复旦大学附属眼鼻喉科医院眼科视光学科

周行涛

2018 年 6 月 4 日

序
二

和我一起参加中国眼视光英才计划"明日之星"项目的同学——陈志博士的新作一出炉，他即惠赠予我，他的不少专业论著我都拜读过，此次有所不同。首捧此书稿，爱不释手，原因是以往较少见到这样图文并茂的科普书，而涉及眼视光领域的更是少之又少。书稿用形象的漫画、点睛的文字介绍了角膜塑形术（镜）验配与配戴的基础知识，将许多专业知识用更通俗的表达方式来传递，可谓用心！

　　角膜塑形术（镜）在我国开展有近 20 年的历史，在发展的道路上也经历了许多波折，在国家主管部门、专业学术机构、医生和验配师的共同努力下逐渐走上了健康发展之路。同时，我们也担心科学本是双刃剑，用在不合适的地方很容易出现反作用，角膜塑形术（镜）就有严格的适应证和规范的流程要求，超出这些要求范围之外就存在潜在的风险。正确知识的宣教和传播，不仅针对专业人士，也针对配戴的孩子和他们的家长。知识的了解有多种途径，喜闻乐见的方式总是最受欢迎的，本书就是这样，活泼、生动，又不失专业性。

　　欣喜地看到 E ＋ E 学院在此书创作过程中的参与和努力，希望有更多的眼视光科普书出现。

温州医科大学附属眼视光医院

毛欣杰

2018 年 6 月 6 日

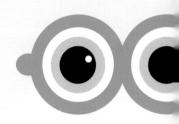

目 录

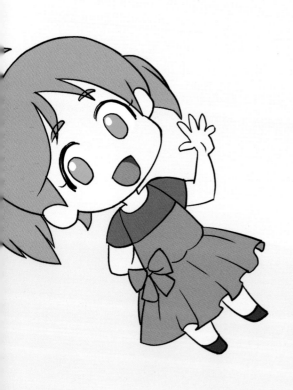

第 1 篇

矫正近视有哪些方式

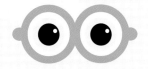

如果你发生视网膜脱离，去看眼底病医生，

治疗方法可能只有一条路：手术。

但如果你发生近视，治疗的选择就很多：

框架眼镜、隐形眼镜、屈光手术，总有一款适合你。

这是我喜欢做眼视光专科医生的原因，

我不只有刀削面，我还有拉面、荞麦面，

有丰富的选择才能造就"晴"彩世界。

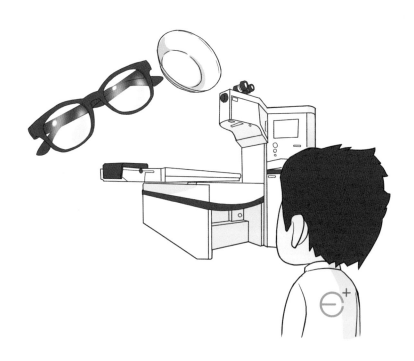

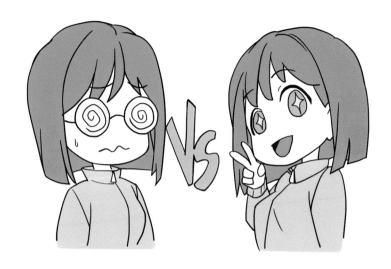

言归正传，屈光不正主要包括近视、远视和散光。

大多数屈光不正属于生理紊乱的范畴，

并不伴有明显疾病。

屈光不正的矫正好比给矮个子穿高跟鞋，

虽然脱掉鞋子仍然是矮个子，

但至少穿的时候看起来正常。

屈光不正的矫正方法随年龄改变而发生变化。

正常人群的眼球和屈光发育稳定的年龄在 18 岁前后，

低于这个年龄是屈光手术的禁区（除非有医学必要）。

对于儿童和青少年而言，

矫正屈光不正以框架眼镜和隐形眼镜为主。

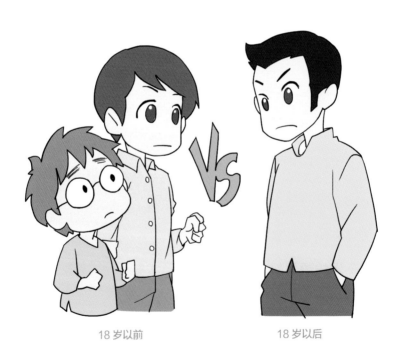

18 岁以前   18 岁以后

我有一个小患者叫小豆子，
她家的眼睛治疗案例可以和
大家分享一下……

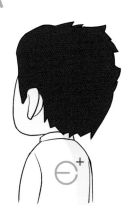

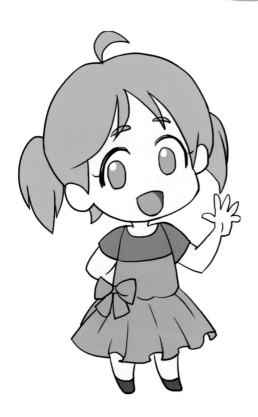

大家好我是小·豆子，我今年9岁，爸妈都近视。

小豆子去年刚发现近视的时候是 75 度，

今年涨到 200 度，裸眼视力为 0.3，父母均为近视。

为了视物清晰她必须要"穿一双高跟鞋"：

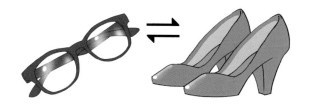

这双鞋子可以是框架眼镜，

也可以是 OK 镜之类的特殊隐形眼镜。

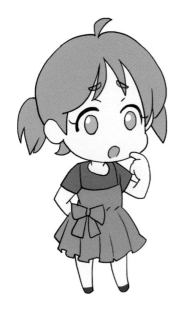

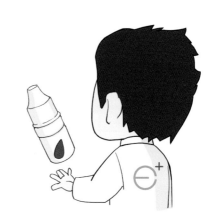

我们可以考虑用OK镜或低浓度阿托品滴眼液帮你控制度数。

选择 OK 镜或低浓度阿托品，

是因为小豆子才 9 岁，处在眼球快速发育期，

不仅要解决视力问题，也要解决度数快速进展的问题，

尤其在考虑到她双方父母近视的家族史的情况下。

小豆子的哥哥用框架眼镜只能矫正到 0.7。

这种情况下，OK 镜已不适合他（度数太高），

框架眼镜很厚重并且视觉质量不高，

硬性透气性隐形眼镜（RGP）

是最合适的选择。

我 14 岁，800 度近视
还有 300 度散光。

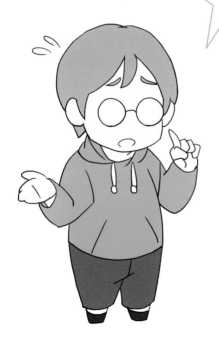

小豆子的哥哥

RGP 镜片不仅高透氧、配戴安全，

而且视觉质量高，

唯一的缺点是初戴的舒适性欠佳，

需要一段时间适应。

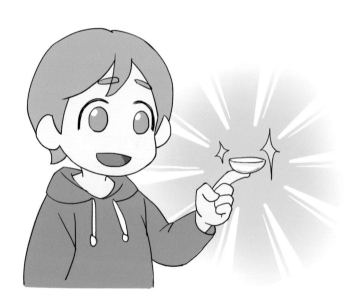

成年后，屈光不正的矫正方法更多。

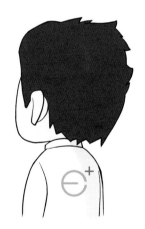

更换周期短、高透氧的硅水凝胶材料的隐形眼镜镜片，你长期配戴也很适合的，不需要有太多顾虑。

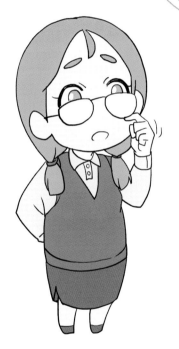

小豆子的妈妈

我也知道大多数屈光手术是安全且精准的，但就是担心那一点点偏差的几率…

小豆子的妈妈今年 39 岁，

500 度近视，

一直交替配戴软性隐形眼镜和框架眼镜，

不敢一直配戴隐形眼镜怕有副作用，

也讨厌框架眼镜带来的生活不便。

其实现代的软镜材料越来越舒适，

更换周期短（例如日抛、两周更换）

的软镜更安全卫生。

但小豆子妈妈嫌每日戴镜与摘镜繁琐，

也曾考虑过屈光手术，却担心并发症问题。

其实，屈光手术是美国眼科学会认证的

唯一一个安全等级最高的眼科手术。

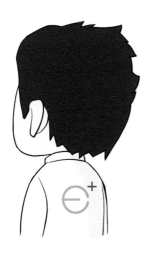

确实，50 米气步枪的射击奥运冠军都有脱靶的时候，

做手术当然也要面对风险。

退一步讲，

毕竟还有框架眼镜和隐形眼镜可以选择呢！

由于 43 岁已经开始老花，

脱掉眼镜后 250 度近视恰好可以看清近处，

不用戴老花镜，

而做完屈光手术虽然可以看远清晰，

但看近要在不久的将来戴上老花镜。

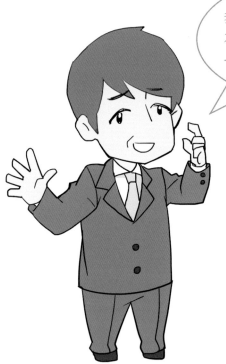

我今年 43 岁啦，250 度近视，不介意戴框架眼镜，但也想了解一下我是否能做屈光手术呢？

小豆子的爸爸

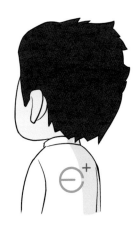

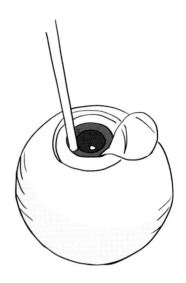

小豆子爸爸开车、打高尔夫、

与客户见面的时间居多，

这些不怎么需要看近；

平时看手机、读书的时间不多，

而且不介意到时候戴老花镜。

那么，如果角膜条件允许，

屈光手术是他最适合的选择。

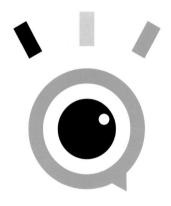

TIPS

小贴士

TiPS:

　　通过小豆子一家的案例我们明白，由于屈光不正导致的视力不佳，矫正方法多种多样，因人的需求和年龄而异。没有最好的治疗，只有最合适的治疗。

1. 儿童和青少年眼球发育和屈光发育处于快速变化阶段，需要半年监测一次度数变化和眼轴增长，如发现屈光不正需进行视力矫正。矫正方法：中低度数以框架眼镜和角膜塑形镜（OK 镜）为主（仅限近视和散光），高度数以硬性透气性角膜接触镜（RGPCL）为主。

2. 儿童和青少年发生近视后不仅要矫正视力，还要根据度数增长的速度设定控制方案，以减少高度近视发生的几率。目前科学的控制近视方案有增加户外活动、低浓度阿托品、OK 镜和多焦隐形眼镜。

3. 成人的矫正方案较多，除了普通的框架眼镜，高透氧硅水凝胶隐形眼镜、RGPCL、OK 镜、屈光手术都是安全、有效的选择，需要专业的眼视光医师量身定制，才能得到最清晰、舒适、持久的视觉。

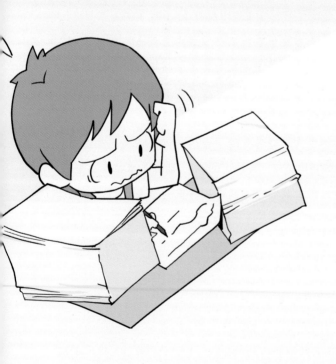

第 2 篇

科学防控近视的三大法宝

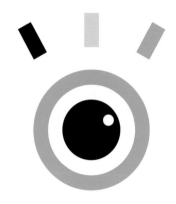

低浓度阿托品

眼球最外层的巩膜相当于一层气球皮，

在近视发展过程中会分泌一种称为 MMP 的酶，

这个酶会让巩膜变得脆弱，使眼球更容易被"吹大"，

从而加快近视进展，形成恶性循环。

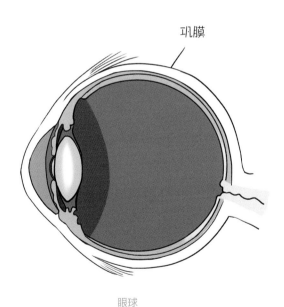

巩膜

眼球

在眼科有一种著名的药物称为阿托品。

用该药物散过瞳孔的孩子家长应该知道，

它可以使睫状肌完全麻痹，

瞳孔散大，作用持续长达 2 周，

给孩子造成怕光、视物模糊的困扰。

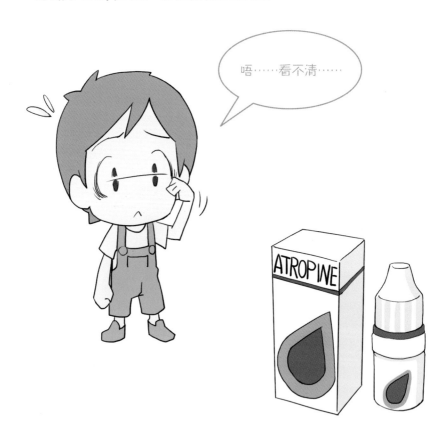

唔……看不清……

那我们要怎样利用阿托品控制近视进展的效果，同时尽量减少怕光、视物模糊的副作用呢？

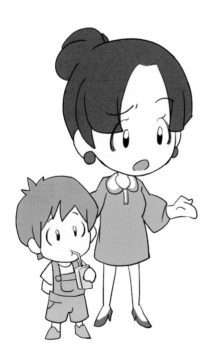

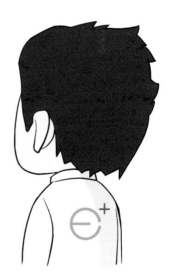

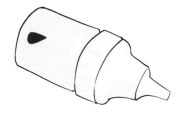

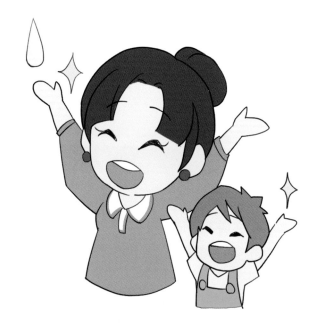

把 1% 浓度的阿托品稀释到 0.01%,

仍然有控制近视的效果,

而副作用却大大减少。

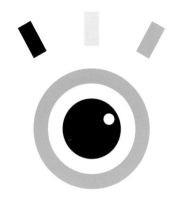

户外活动

在户外强光的照耀下，

可以让眼球产生一种叫多巴胺的物质，

这是一种强烈抑制近视进展的物质。

光照越强，多巴胺分泌越多，

近视进展越缓慢。

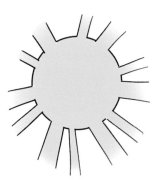

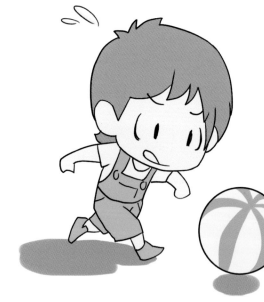

户外环境中大部分物体离眼睛很远，

保护性离焦比例大。

譬如在海滩上看书，

除了一本书离眼睛很近，其他所有物体都很远，

保护性离焦远远大于有害性离焦，

这种情况下近视不易发生发展。

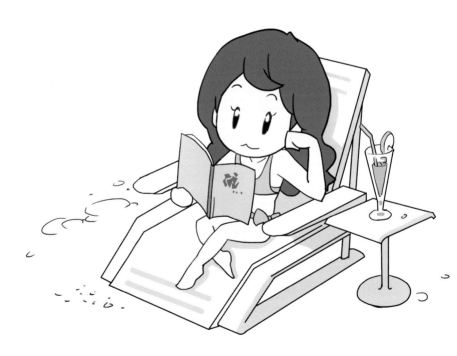

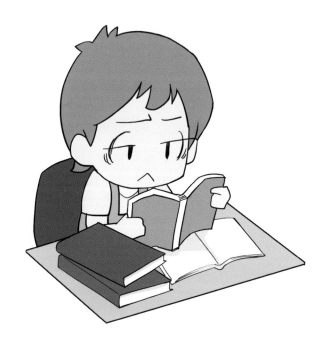

相反，在局促的卧室内、封闭的书桌前，

几乎所有物体都离眼睛很近，

有害性离焦的比例远大于保护性离焦，

近视就趋向于进展。

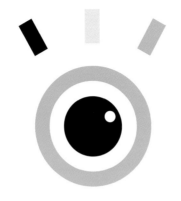

OK 镜

虽说要鼓励儿童多进行户外运动，但现实情况是，

学业的压力使儿童户外活动的时间大幅减少。

不仅在校时间不能出门活动，

在周末时间也是各种补课学习班，

使儿童的眼睛不堪重负。

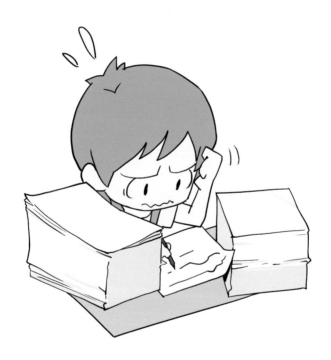

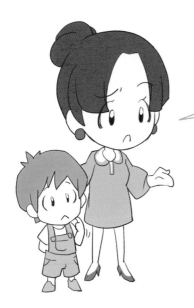

有什么方法可以模拟出户外环境中的保护性离焦吗?

有 2 种方法可以,一种是我们熟知的 OK 镜,即角膜塑形镜,一种是多焦点角膜接触镜。

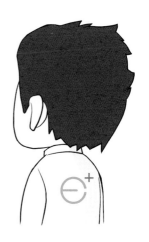

这 2 种方法均可以让配戴者在看清楚近、
远物体的同时,在视网膜上形成保护性离焦,
从而抑制近视进展。
国内外诸多证据表明,
这两种方法均能有效控制青少年近视进展。

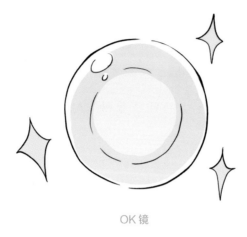

OK 镜

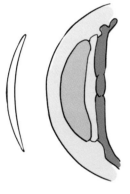

戴镜前的角膜

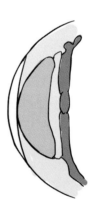

戴镜后的角膜

多焦点角膜接触镜

到目前为止，科学防控近视的三大法宝是：

低浓度阿托品、户外活动、OK 镜和多焦点角膜接触镜，

这三种方法可以联用以发挥更大的近视控制作用，

比如 OK 镜 + 阿托品，可能比单种方法更为有效，

让我们期待进一步临床研究结果。

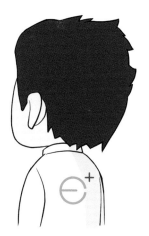

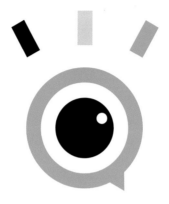

TIPS

小贴士

TIPS:

新加坡的研究表明，把我们临床常用的 1% 阿托品浓度稀释到 0.02% 甚至 0.01% 的浓度，仍然有抑制近视进展的作用，但副作用大大减少。因此，低浓度阿托品是一种潜在有效的控制近视药物，可在排除禁忌后、在医生的指导和监控下使用。

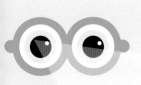
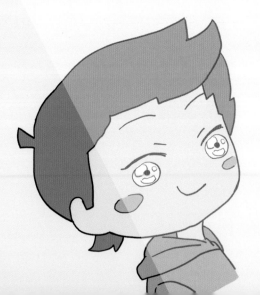

第 3 篇

白天不用戴的隐形眼镜噢

昨晚，

我陪女儿一起看某丸子动画。

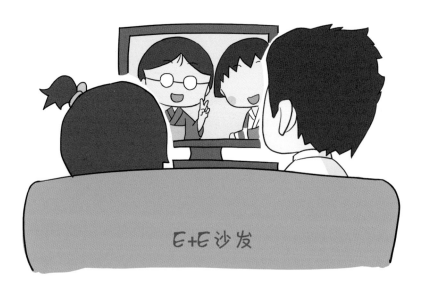

她看到里面一个戴眼镜的女孩，

突然说了一句话……

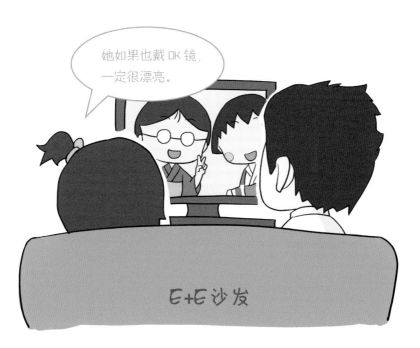

听到女儿的话，

我思考了一下可能性：

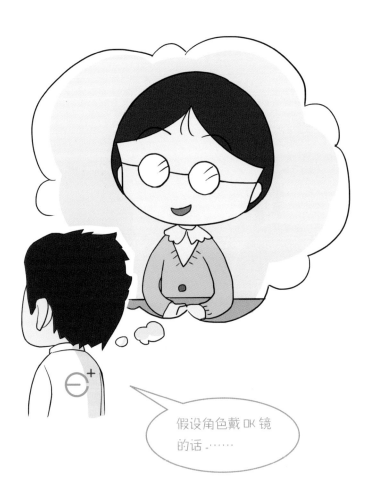

如果符合戴 OK 镜条件：

近视小于 600 度，散光小于 200 度，

年龄 7 岁及以上的青少年，

OK 镜确实是一个好选择。

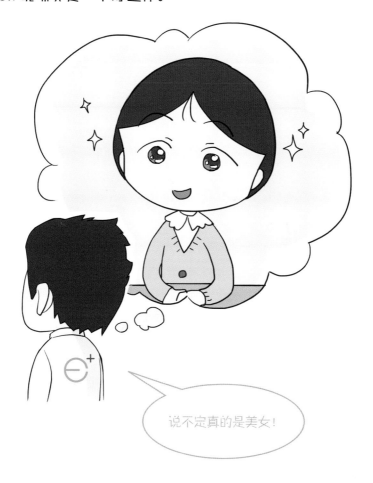

说不定真的是美女！

毕竟 OK 镜不仅可以摆脱框架眼镜，

提升颜值，矫正视力，

还可以减缓青少年近视度数加深。

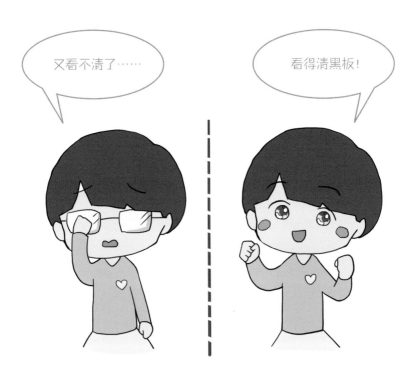

7~12 岁亚洲儿童平均每年度数加深 100 度，

配戴 OK 镜的儿童则平均加深 58 度。

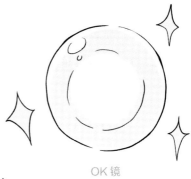

OK 镜

OK 镜又称角膜塑形镜，
是一片特殊设计、超高透氧、
可暂时对角膜塑形的角膜接触镜。

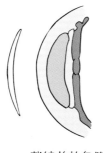

戴镜前的角膜

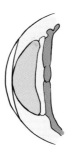

戴镜后的角膜

多焦点角膜接触镜

通过精准地控制角膜塑形的量，可以
暂时矫正配戴者的近视和散光。

塑形过程可在睡眠时完成，

所以晚上戴着镜片睡，

白天就不用戴任何眼镜！

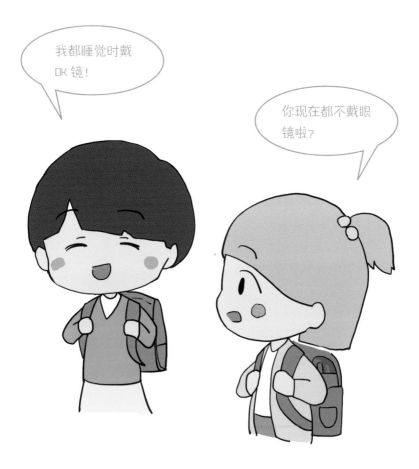

我都睡觉时戴OK镜！

你现在都不戴眼镜啦？

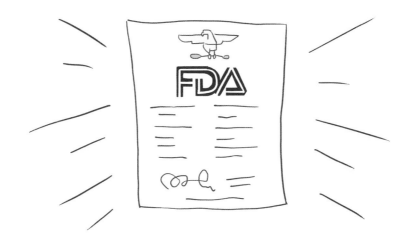

夜戴模式 OK 镜

被美国食品药监局（FDA）批准已有 15 年，

被证明是一种安全、有效的治疗方法。

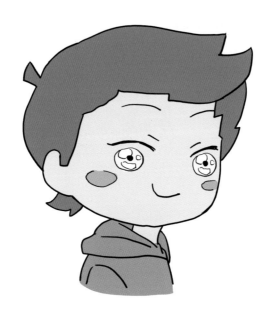

年轻明亮的双眼 x200 万!

全世界有约 200 万 OK 镜配戴者,

其中大多数为青少年。

如果是长期戴隐形眼镜觉得眼干

但又不方便戴框架眼镜的

成人也可以配戴哦！

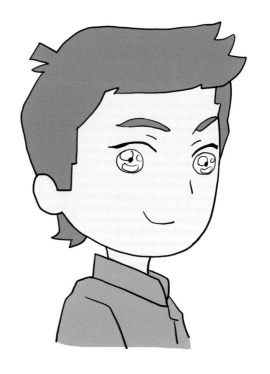

成年人也有权拥有明亮的双眼哦！

你真的了解什么是 OK 镜了吗？

再来看看陈医生给你的小贴士吧！

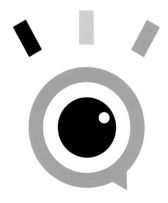

TIPS

小贴士

TiPS:

1. OK 镜是夜间睡觉配戴的，意思就是眼睛里面戴着个隐形眼镜睡觉，这个过程中，角膜形状暂时发生改变，使得近视度数降低。

2. 通常，第一晚的配戴即可使度数降低约 50%（例如从 400 度降到 200 度），但一晚的塑形还很不稳定，随着角膜的回弹，一天之中度数很快回退到原先状态（例如 400 度）。

3. 连续配戴一周以后，大部分配戴者的角膜已可以被完全塑形,白天不戴镜也可以达到最清晰视力并且维持一整天(高度数除外)；此后的每晚配戴只是为了维持角膜的这种塑形状态，即维持白天清晰的视力(跟减肥成功还需要继续锻炼保持是一个道理)。

4. OK 镜的作用是可逆的：一旦停戴 OK 镜，角膜就会逐渐恢复成原形状,近视度数也就退回到原先状态(例如还是退回到了 400 度）。"逐渐恢复"的意思是，例如配戴超过 1 年，停戴 1 个月角膜即恢复原状。恢复过程的长短和之前配戴 OK 镜的总时长最为相关。

5. 所以通常在市面上看到的"不用手术就能摘掉眼镜的神器"，其实就是 OK 镜噢！

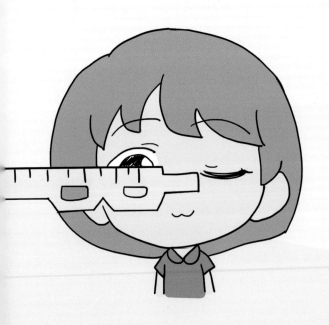

第 4 篇

独一无二的定制验配

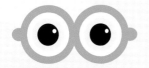

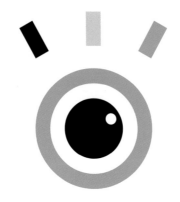

验配流程

OK 镜是一片真正意义上 "量眼定做" 的镜片。

就像定做西服前，要量长度（OK 镜大小）、

胸围（OK 镜弧度）、西装的臂长（OK 镜的度数）等等。

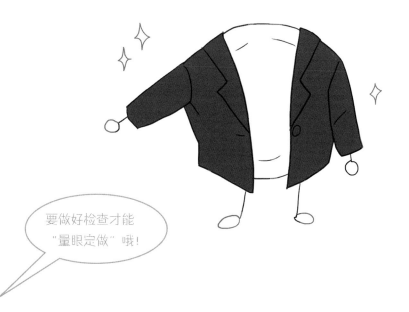

要做好检查才能
"量眼定做" 哦！

需要根据：角膜曲率、角膜直径、

近视与散光度数等等定做，

还要考虑到配戴者的视力需要（儿童与成人不同），

以及儿童控制近视的需要。

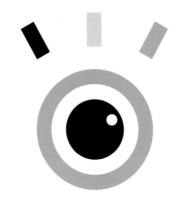

必做项

以下必做的检查是验配 OK 镜前

最基础的检查：

1. 裸眼视力

首先要检查不戴眼镜的视力

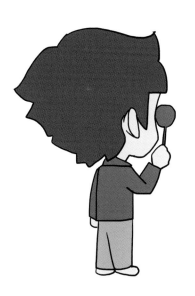

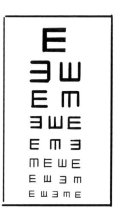

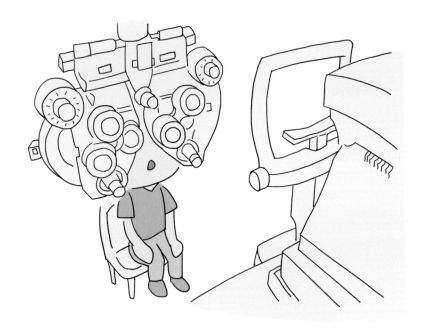

2. 验光

验光能发现近视、远视或散光，

近视超过 500 度不一定适合戴 OK 镜哦！

3. 角膜曲率

代表角膜的弯曲度，

陡的角膜需要碗状的 OK 镜，

平的角膜则需要盘状的 OK 镜。

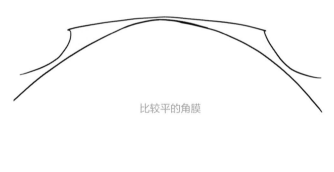

比较平的角膜

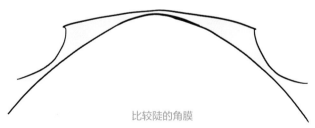

比较陡的角膜

4. 角膜地形图

反映整个角膜凹凸形状，

指导试戴片选择及个性化定制镜片。

角膜地形图其实是
最重要的哦！

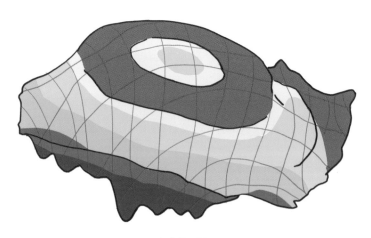

角膜地形图

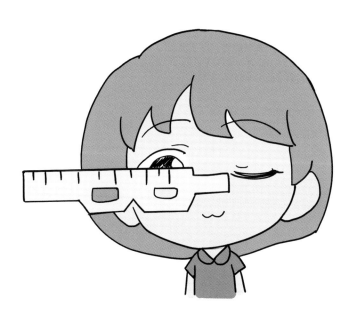

5. 角膜直径

角膜直径决定镜片直径，
就像多大的脚穿多大的鞋子。

6. 裂隙灯显微镜

检查眼球前后各层组织，

观察是否有眼病，

有些眼病患者不适合配戴 OK 镜哦！

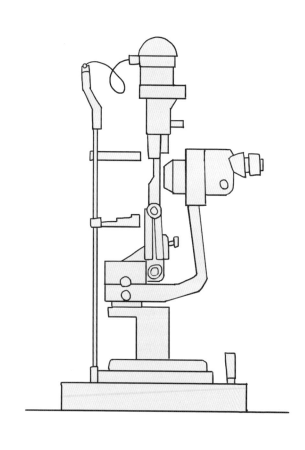

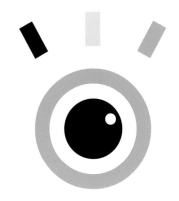

选做项

根据验配医生或验配师的不同要求

可能还会有以下检查：

7. 眼轴长度

眼轴长度与近视度数息息相关，

配戴 OK 镜后监测眼轴长度是判断近视

是否进展的重要指标。

眼轴就是眼球纵切
面的长度哦！

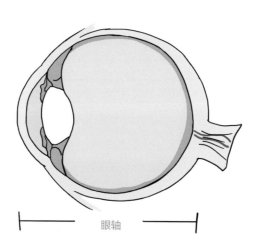

眼轴

8. 角膜内皮细胞

角膜内皮细胞数量是角膜健康的指标之一，

OK 镜不会影响角膜内皮哦！

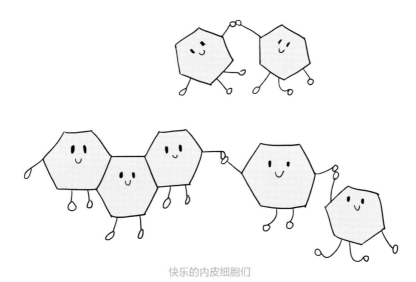

快乐的内皮细胞们

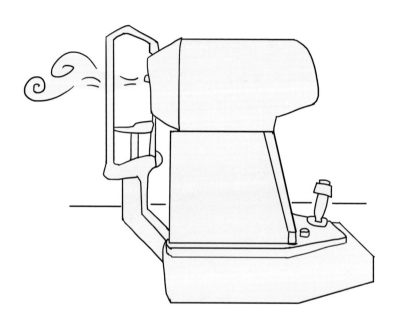

9. 眼压

眼压是眼科基础检查之一，

气体轻轻喷一下，

不要紧张哦！

经过一系列严格筛选后，

医生会挑选出一片最合适的试戴片给患者试戴，

然后评估、调整、修改、订片，

整个过程和裁缝一件名牌西装毫无二致。

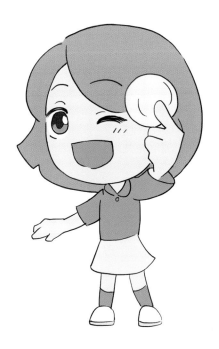

每一片到患者手中的 OK 镜都是独一无二的，

大部分镜片上会有镜片的身份证号——激光编码，

是作为后续换片、补片时的重要依据哦！

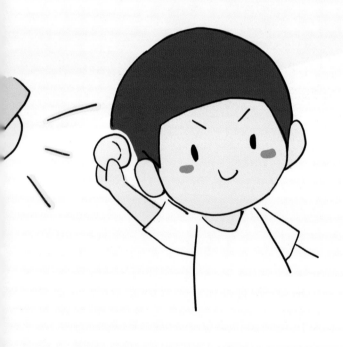

第 5 篇

一秒摘戴小秘诀

初戴 OK 镜的患者，

遇到的问题和初戴任何其他隐形眼镜时

遇到的问题相似……

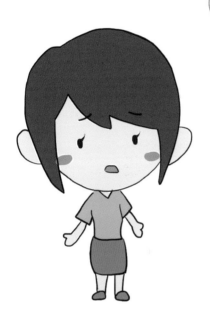

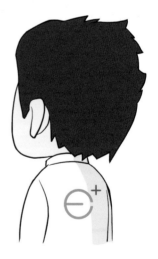

医生，我每次折腾半小时给孩子戴 OK 镜，有没有什么秘诀啊？

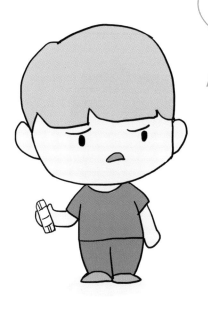

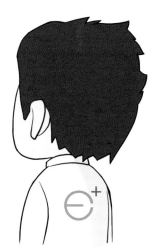

医生，我明明对着眼睛往里戴，为什么总戴偏啊？

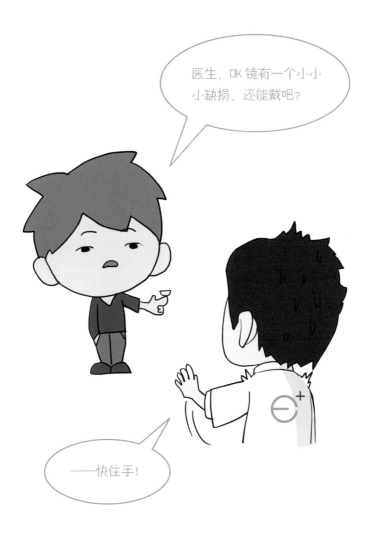

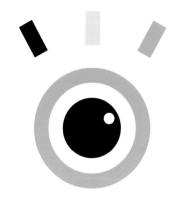

我的秘诀

1. 准备托盘

戴镜前，要准备好专用的托盘，

托盘上垫纸巾（不要在洗手盆或脸盆前戴镜，

以免镜片丢失）。

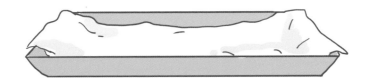

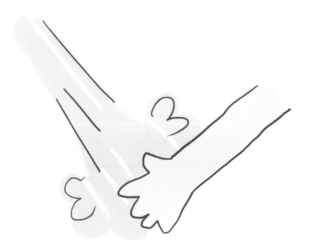

2. 洗手

中性洗手液或肥皂洗手，
并用清水冲干净。

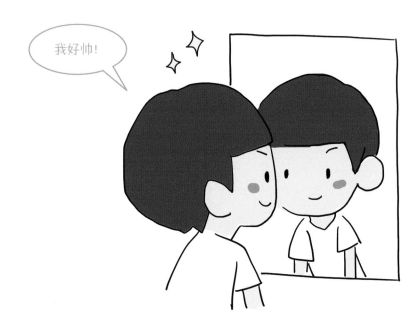

3. 照镜子

在镜子中观察自己的眼睛，
是否有自发性疼痛、眼红或其他可能影响
戴镜的状况，及时询问医生。

4. 检查镜片

从镜盒中取出镜片，对着灯光检查镜片，

是否有缺口、裂痕、明显划痕或无法去除的沉淀物，

发生以上情况当晚不能戴镜，及时联系医生。

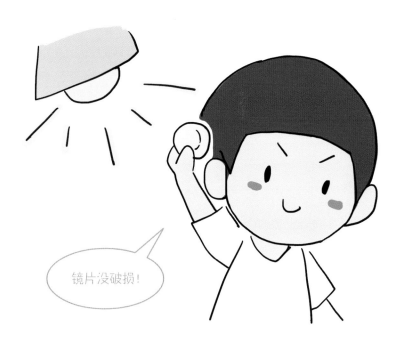

镜片没破损！

5. 清洗镜片

用生理盐水将护理液冲洗干净后，

区分左右眼镜片（颜色不同），然后戴镜。

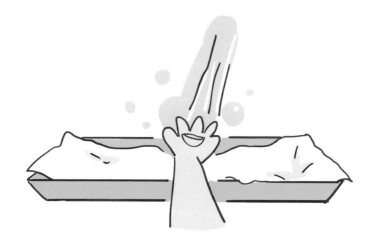

6. 配戴镜片

在镜片中滴入一滴舒润液。

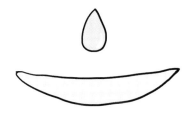

戴镜时，最重要的动作——拉眼睑！

用双手的中指分别拉开上眼睑和下眼睑

靠近睫毛的部位，

直至暴露整个角膜（黑眼珠）。

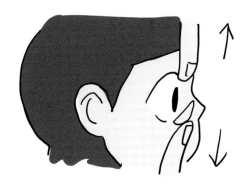

 注意！

注意拉眼睑的手指要足够接近睫毛根部，
拉眉毛部位的眼睑是无效的动作。

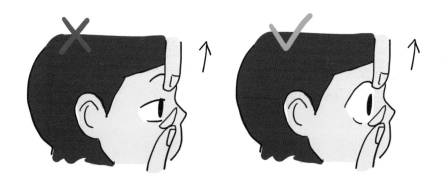

注意!

在镜子的帮助下，用另一只眼注视戴镜的眼睛，

保持双眼全程睁开，直至将镜片完全吸附于角膜，

才可以第一次眨眼和闭眼。

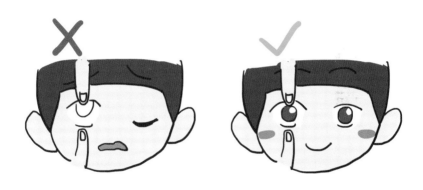

两只眼都要睁开!

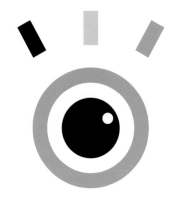

配戴小贴士

1. 不要用自来水洗镜片

自来水中阿米巴原虫会引起角膜炎，

因此禁止一切物品接触自来水。

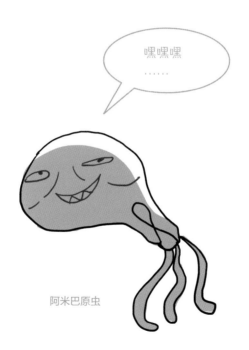

嘿嘿嘿

……

阿米巴原虫

2. 第一周流泪是正常的

戴镜第一周的轻微异物感、
流泪和痒感都属正常，
需适应，莫慌张。

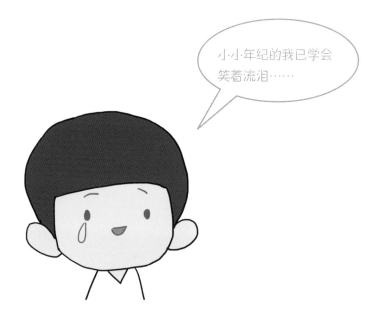

小小年纪的我已学会
笑着流泪……

3. 区分左右眼镜片

一定要区分左右眼的镜片！

一定要区分！一定要！

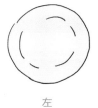 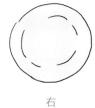

左　　　　　　　右

不要忘了把秘诀告诉身边

戴 OK 镜的小朋友哦！

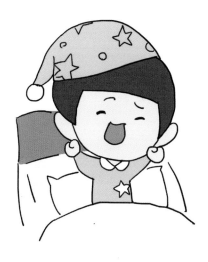

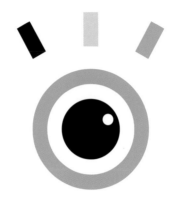

OK 镜摘镜

OK 镜的摘镜方法有两种，

但不管是哪种方法，

都要先做一样的准备：

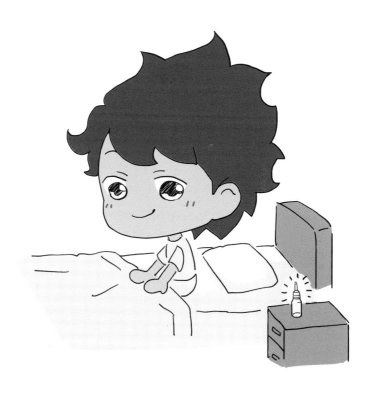

醒来后，往下眼睑里滴入 1~2 滴
舒润液或人工泪液。

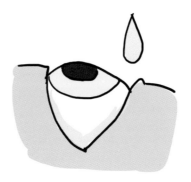

撑开眼睛，要记得
是滴到下眼睑里哦！

穿衣服、刷牙（先不要洗脸哦！）

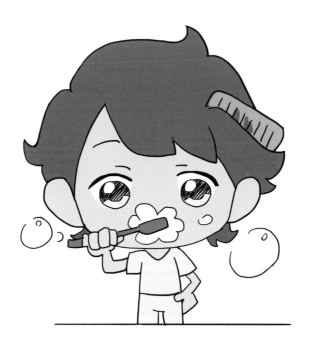

大概 10 分钟后准备摘镜，

留足时间让镜片在角膜上充分地滑动。

你有 2 种摘镜方法可以选择：

1. 手取法

用手指隔着下眼睑的睑缘
向上推镜片的下缘，
同时另一只手的手指顶住上眼睑的
睑缘不让镜片向上滑。

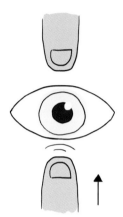

镜片会在角膜上像跷跷板一样地翘起，
顺着下方的指头滑出，
用手指接住即可。

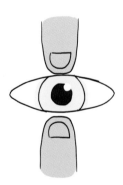

初学者对操作镜片还比较陌生，

尤其是小龄儿童本来就对摘戴镜有莫名的恐惧，

紧闭双眼不懂配合，

让家长用手摘镜有一定难度，

这时候可以尝试第 2 种方法。

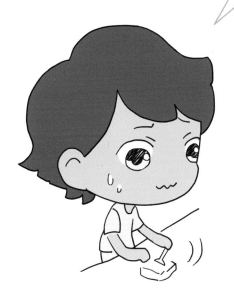

想想有点怕，还是用吸棒吧……

2. 吸棒法

小患者喜欢把吸棒
比喻成"马桶塞"，
其实原理还真的一样。

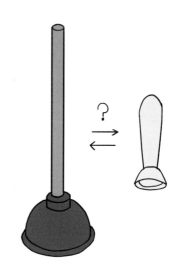

轻轻吸住，轻松取出。

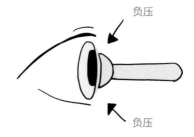

在用吸棒取镜前一定要注意一下几点：

1. 确定镜片在眼睛里

有时候你早上醒来揉个眼睛

就已经取出 OK 镜了，

它可能就在你的枕头边。

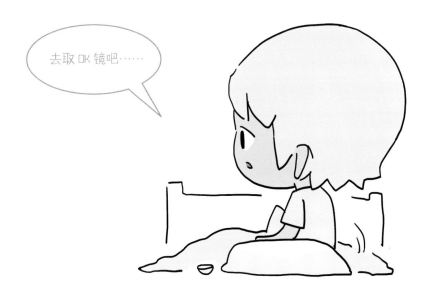

去取 OK 镜吧……

2、不要暴力摘镜

如果舒润液滴入 10 分钟后

仍未看到或感觉到镜片滑动，

要再滴一次舒润液。

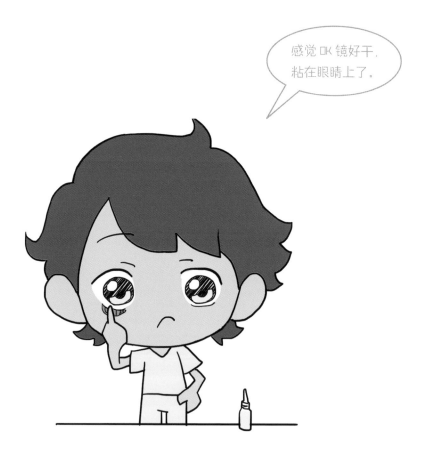

甚至可以隔着下眼睑

轻轻推动镜片哦！

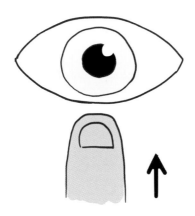

若不等镜片滑动就暴力取出，

容易产生疼痛甚至造成角膜上皮的轻度损伤！

如果仍然难以取出，
可以尝试吸住
镜片后轻微地旋转，
边旋转边取出。

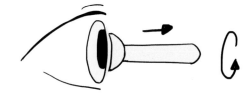

或者吸住镜片靠周边的地方，
比吸在镜片正中央会更容易取出
（马德保半球原理）。

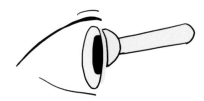

如果连续一周以上难以摘镜，需要咨询你的验配医生寻求专业帮助哦！

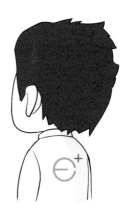

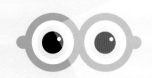
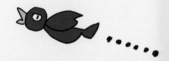

第 6 篇

那些碎掉的 OK 镜

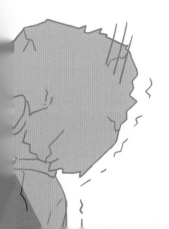

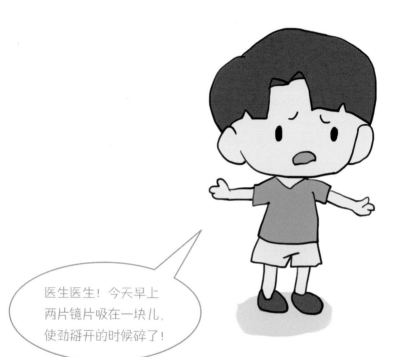

医生医生！今天早上两片镜片吸在一块儿，使劲掰开的时候碎了！

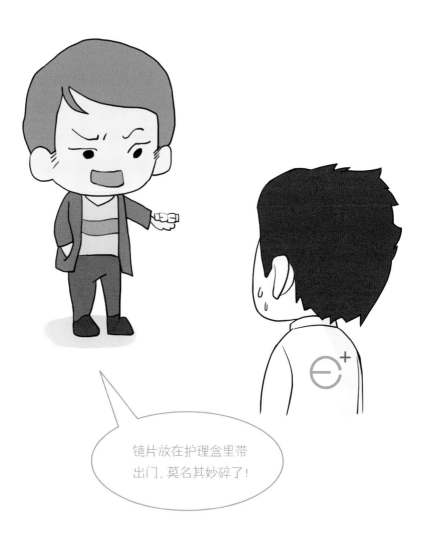

新的 OK 镜碎了，家长的心也碎了，

不仅因为 OK 镜价格昂贵，

也因为 OK 镜的补片时间比较长，

等待的过程让人焦急。

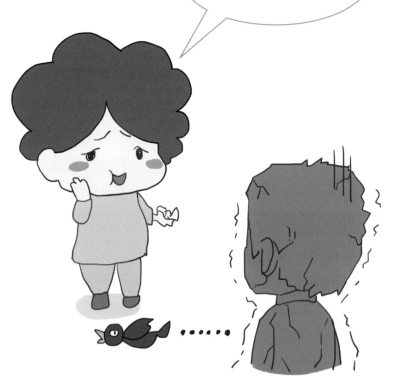

镜片连同盒子给家里拉布拉多当了点心……

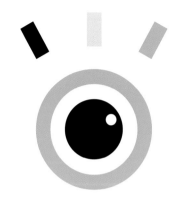

OK 镜为何容易碎?

都是为了安全透氧!

OK 镜是晚上睡觉时戴的硬镜，

在睡眠过程中对角膜塑形，

使得白天裸眼视力得到提高。

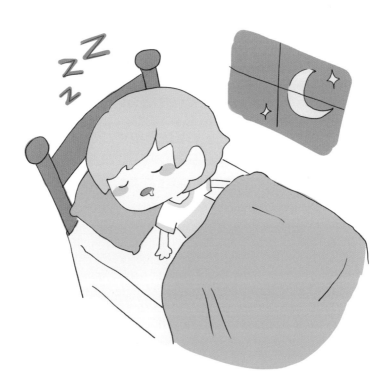

而 OK 镜容易碎的原因，

要从它的材质说起……

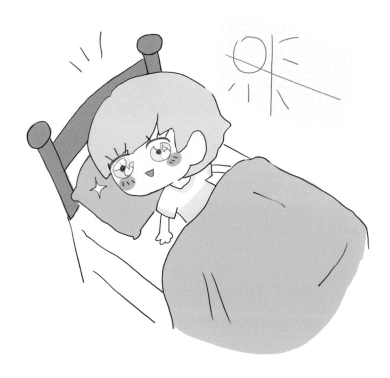

材料的透氧性和刚性不可兼得。

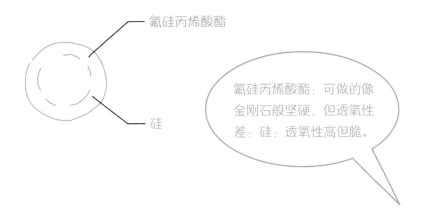

另一个提高透氧性的办法就是把镜片做薄。

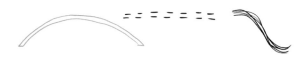

OK 镜厚度 = 5 根头发丝的直径

现有的 OK 镜中央厚度都在 0.15~0.24mm 之间，毕竟，一切为了角膜安全。

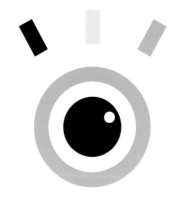

如何避免心随
镜碎?

1. 严禁在水槽里洗镜片

100% 的自来水样本里有棘阿米巴原虫不说，

至少有 50% 的丢失或碎片发生在冲洗过程中。

标准做法是：在专用托盘中，

把镜片放在掌心清洗，这样既安全又洗得干净。

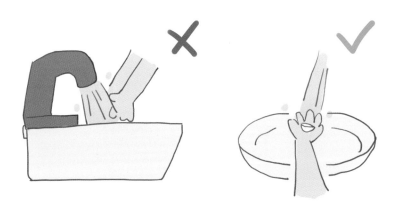

2. 正确取镜

用吸棒取镜的患者,把镜片从吸棒上取下时切忌过快,

要用手指分别夹住镜片的前后表面,

轻轻地从侧方移出来，否则容易弹飞或者捏碎。

取下镜片清洗完要及时放回镜盒。

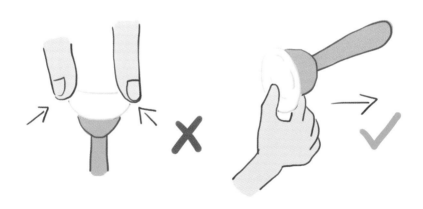

3. 不小心掉在地上也不要慌

镜片万一掉在桌上或地上，不要着急，

先看哪一面朝上。

如果凹面朝上，

手指蘸水抓住镜片边缘直接拿起来，

切忌在地上拖动镜片，

否则会严重磨损镜片。

如果凸面朝上，

不要尝试用手去取，

直接用吸棒吸，

任何其他尝试都可能损伤

甚至弄碎镜片。

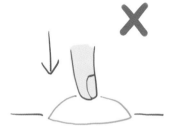

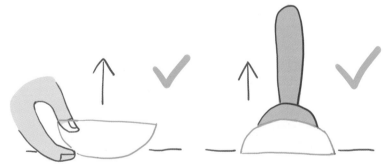

4. 告诉熊孩子，这不是点心……

如果家中有好奇的狗狗或者年幼的孩子，

请务必把镜盒保存在安全的抽屉里，

至少要告知一声，这真的不是点心。

OK 镜治疗是美妙的过程，

爱护我们的镜片，别让开心变成揪心。

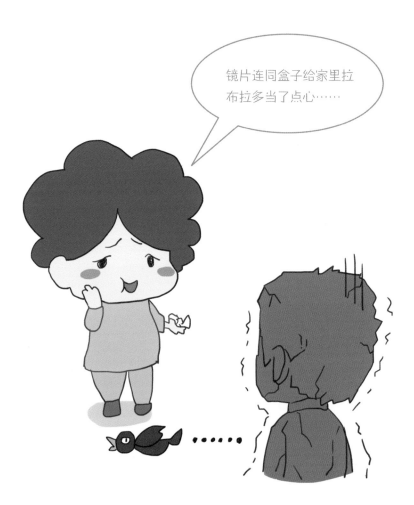

本以为让狗狗或熊孩子吃掉已经

够叫人心碎的了,

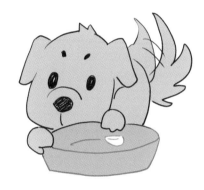 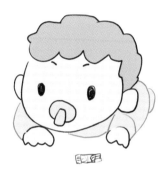

没想到居然还有一个会让 ok 镜碎的

大魔王……

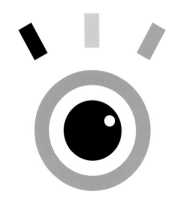

旅行时的心随
镜碎

昨天有位母亲带着碎掉的 OK 镜

来我诊室哭诉……

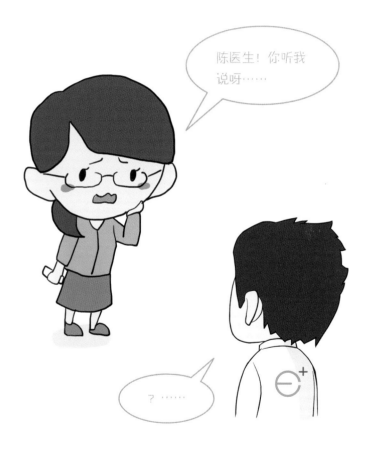

说是开开心心带儿子出去旅游的……

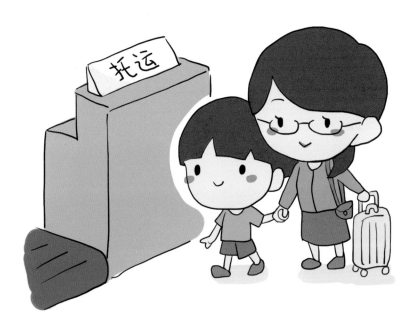

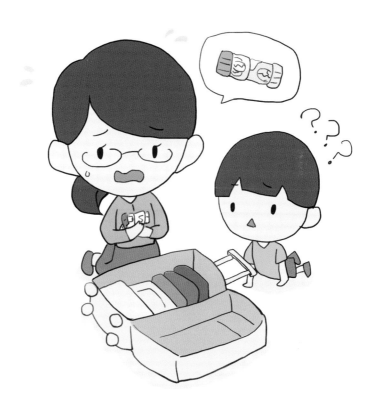

到酒店打开托运行李箱，

却发现 OK 镜居然碎了！

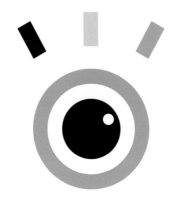

OK 镜不能托运！

旅行时，镜片一定随身携带，别托运。

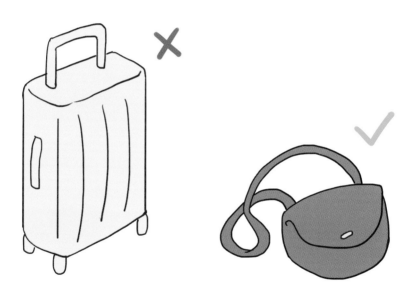

飞机托运舱内温度可在
万米高空瞬间使镜盒内的护理液结冰，
镜片也会瞬间冻碎。

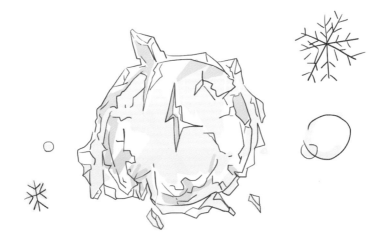

另外，选用可以固定镜片、避免震荡的镜盒，
对防止碎片有帮助。

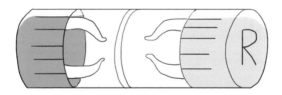

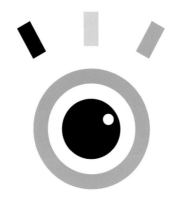

那戴眼睛里上
飞机?

OK 镜是晚上睡觉时戴的硬镜，

在睡眠过程中对角膜塑形，以降低角膜屈光度，

使得白天裸眼视力得到提高。

所以建议随身携带就好，不要戴着上飞机。

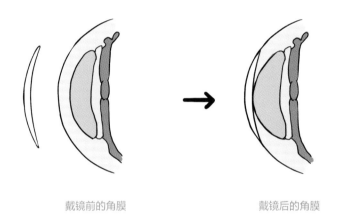

戴镜前的角膜　　　　　　　　　戴镜后的角膜

另外，OK 镜的效果是可逆的，一旦停戴，

角膜会回至以前的状态。

所以，必须每晚配戴才能保持视力清晰哦！

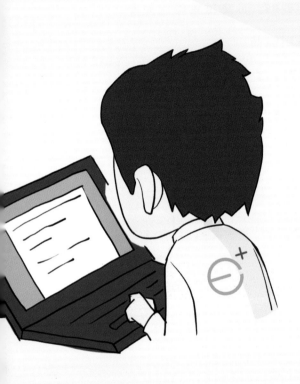

第 7 篇

OK 镜 Q&A（问与答）合集

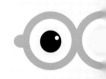

既然有这么多人问
就出个 Q&A 合集吧

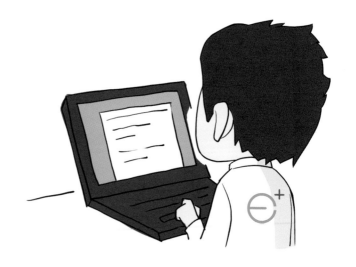

1. 戴 OK 镜角膜会不会缺氧？

睡觉闭眼时，

氧气主要来源于眼睑的毛细血管。

睡觉时戴的隐形眼镜处于眼睑和角膜中间，

对氧的传导产生影响。

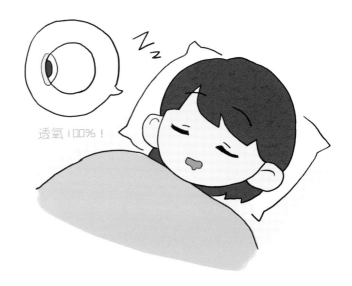

我国现售的 OK 镜，

不管是哪个厂家、哪种设计，

材料的透氧性都经国家食品药监局认证，

符合要求，

长期戴也不会造成角膜缺氧。

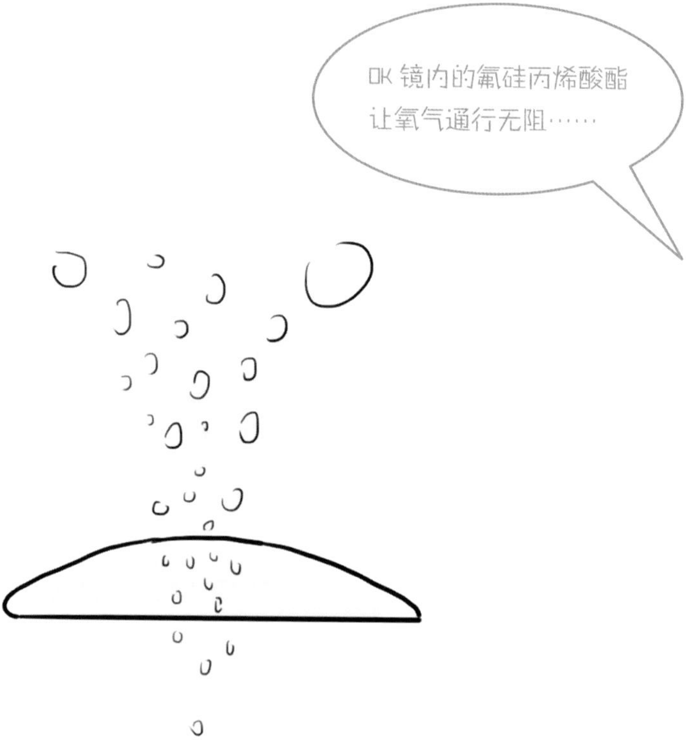

OK 镜内的氟硅丙烯酸酯让氧气通行无阻……

2.OK 镜会不会导致角膜感染？

配戴任何隐形眼镜都有导致角膜感染的风险哦！

但这种风险主要和卫生习惯、

镜片护理习惯有关……

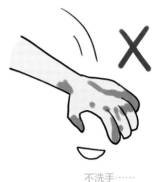

不洗手……

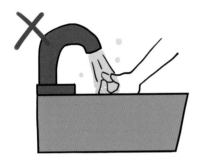

用自来水冲洗镜片……

只要注意卫生，

严格遵守医生规定的

护理流程，

就不易感染了。

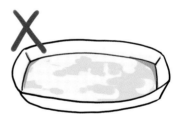

护理液反复使用……

3. 戴 OK 镜有可能降低近视吗？

OK 镜确实可以暂时改变角膜曲率，

使近视现象消失，但一旦停戴一段时间，

角膜曲率会恢复原来水平，

近视度数也恢复原来水平。

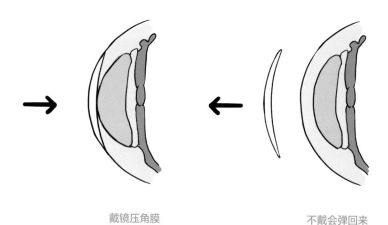

戴镜压角膜　　　　　　　　　　不戴会弹回来

4. 配戴 OK 镜对年龄有要求吗？

8~50 岁是配戴 OK 镜的最佳年龄噢！

只要眼表条件、近视散光度数

符合 OK 镜配戴要求就 OK。

小于 7 岁的儿童不太适合，因为不能配合家长顺利配戴……

我 6 岁！我不要戴 OK 镜！

当然，从控制近视进展的角度来讲，

年龄小于 14 岁

是配戴 OK 镜的最佳年龄。

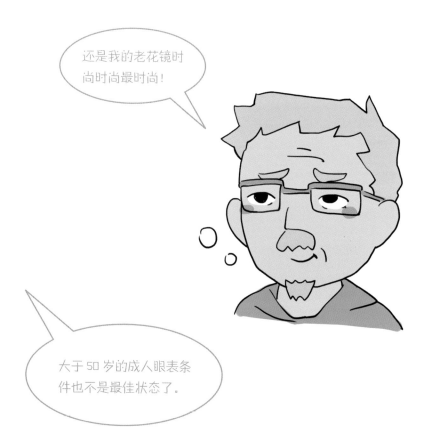

5. 多久换一次 OK 镜片？复查频率如何？

国际角膜塑形镜协会建议，OK 镜每年更换一次。原因有以下 3 条：

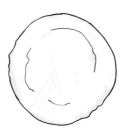

1. 逐渐磨损
（就会变成毛玻璃样了）

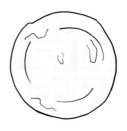

2. 蛋白沉积
（就是有脏东西了）

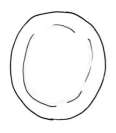

3. 形状可能改变
（弧度不圆润了）

配戴 OK 镜后，一般是第 1 天、第 1 周、第 1 个月、每 3 个月复查，以及根据医生的经验个性化订制复查时间。

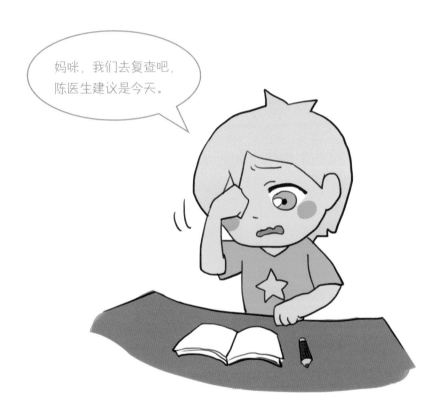

妈咪，我们去复查吧，陈医生建议是今天。

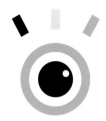

陈医生的复查打油诗

想要 OK 效果强，

定期复查不能忘。

莫等炎症找上门，

亡羊补牢空慌张。

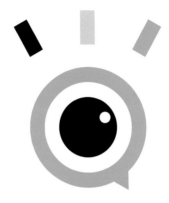

TIPS

小贴士

TiPS:

国外有报道通过特殊设计可以矫正 -20D（2000 度）的近视，但配戴这样的 OK 镜视力非常不稳定、视觉质量不佳、角膜危险系数高。我国国家食品药监局和中华医学会眼科学分会专家共识的意见是：OK 镜最佳适应证是近视 600 度以内，散光 150 度以内，这是 OK 镜最安全且有效的治疗范围，只有经验非常丰富的验配医生才可以谨慎扩大适应证。对于角膜散光较明显的患者，采用环曲面设计的 OK 镜可以改善镜片定位，并能降低 1/3~1/2 的散光，因此 OK 镜在一定范围内是可以矫正散光的。

复查表

① 正常戴，3 个月后复查　③ 停戴 2 天　⑤ 深度清洁镜片
② 正常戴，6 个月后复查　④ 停戴 1 个月后验光，做地形图　⑥ 更换镜片

日期　　注意事项

①　②　③　④　⑤　⑥

日期　　注意事项

①　②　③　④　⑤　⑥

日期　　注意事项

①　②　③　④　⑤　⑥

日期　　注意事项

①　②　③　④　⑤　⑥

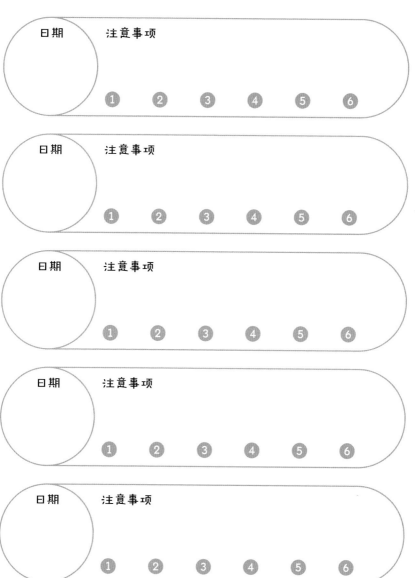

① 正常戴，3 个月后复查　③ 停戴 2 天　⑤ 深度清洁镜片

② 正常戴，6 个月后复查　④ 停戴 1 个月后验光，做地形图　⑥ 更换镜片

日期	注意事项
	① ② ③ ④ ⑤ ⑥

日期	注意事项
	① ② ③ ④ ⑤ ⑥

日期	注意事项
	① ② ③ ④ ⑤ ⑥

日期	注意事项
	① ② ③ ④ ⑤ ⑥

日期	注意事项
	❶　　❷　　❸　　❹　　❺　　❻

日期	注意事项
	❶　　❷　　❸　　❹　　❺　　❻

日期	注意事项
	❶　　❷　　❸　　❹　　❺　　❻

日期	注意事项
	❶　　❷　　❸　　❹　　❺　　❻

日期	注意事项
	❶　　❷　　❸　　❹　　❺　　❻

① 正常戴，3个月后复查　③ 停戴2天　⑤ 深度清洁镜片

② 正常戴，6个月后复查　④ 停戴1个月后验光，做地形图　⑥ 更换镜片

日期　注意事项

① ② ③ ④ ⑤ ⑥

日期　注意事项

① ② ③ ④ ⑤ ⑥

日期　注意事项

① ② ③ ④ ⑤ ⑥

日期　注意事项

① ② ③ ④ ⑤ ⑥

日期	注意事项
	① ② ③ ④ ⑤ ⑥

日期	注意事项
	① ② ③ ④ ⑤ ⑥

日期	注意事项
	① ② ③ ④ ⑤ ⑥

日期	注意事项
	① ② ③ ④ ⑤ ⑥

日期	注意事项
	① ② ③ ④ ⑤ ⑥

① 正常戴，3 个月后复查   ③ 停戴 2 天   ⑤ 深度清洁镜片

② 正常戴，6 个月后复查   ④ 停戴 1 个月后验光，做地形图   ⑥ 更换镜片

日期	注意事项
	① ② ③ ④ ⑤ ⑥

日期	注意事项
	① ② ③ ④ ⑤ ⑥

日期	注意事项
	① ② ③ ④ ⑤ ⑥

日期	注意事项
	① ② ③ ④ ⑤ ⑥

日期	注意事项
	❶　❷　❸　❹　❺　❻

日期	注意事项
	❶　❷　❸　❹　❺　❻

日期	注意事项
	❶　❷　❸　❹　❺　❻

日期	注意事项
	❶　❷　❸　❹　❺　❻

日期	注意事项
	❶　❷　❸　❹　❺　❻

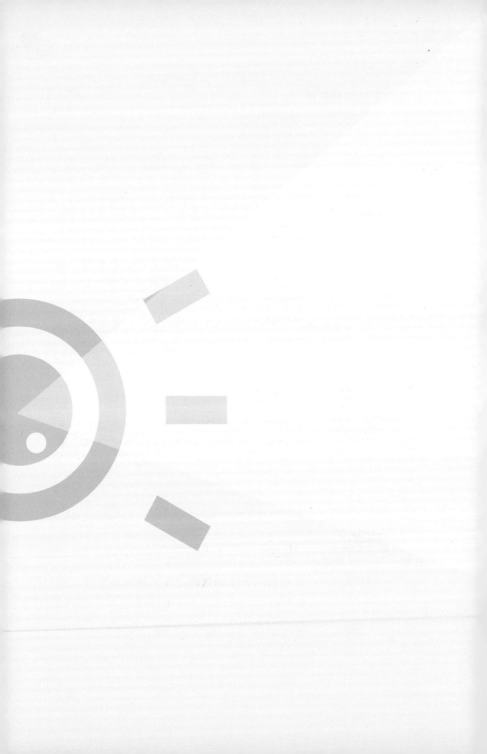

作者简介

陈志

复旦大学附属眼耳鼻喉科医院眼科医师，国际角膜塑形镜与近视控制学会资深会员，中国眼视光英才计划"明日之星"，复旦大学和美国加州大学伯克利分校联合培养博士。

赵珮吟

赵珮吟（Penny Chao）：神秘大美工。毕业于伦敦艺术大学，互联网产品设计师，擅长漫画脚本写作和绘画。现任职于明月镜片集团。

马轶

温州医科大学附属眼视光医院视光医师，视联眼视光（上海）文化传播有限公司E加E学院联合创始人。本系列丛书主要策划人，内容编辑，擅长将医学说成故事。

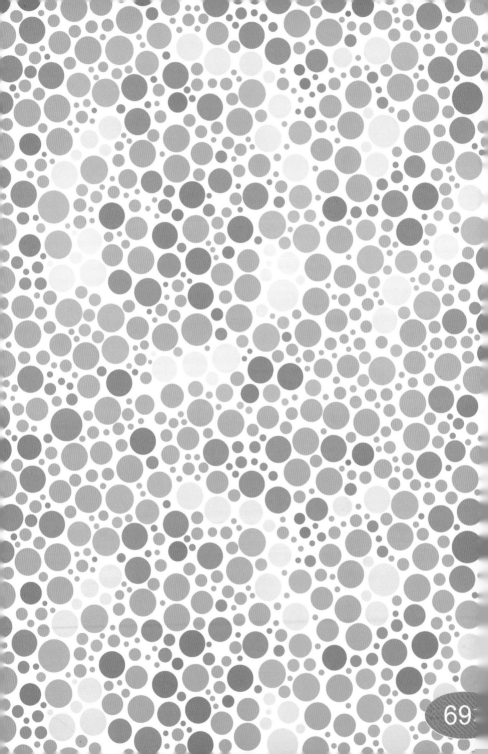

69